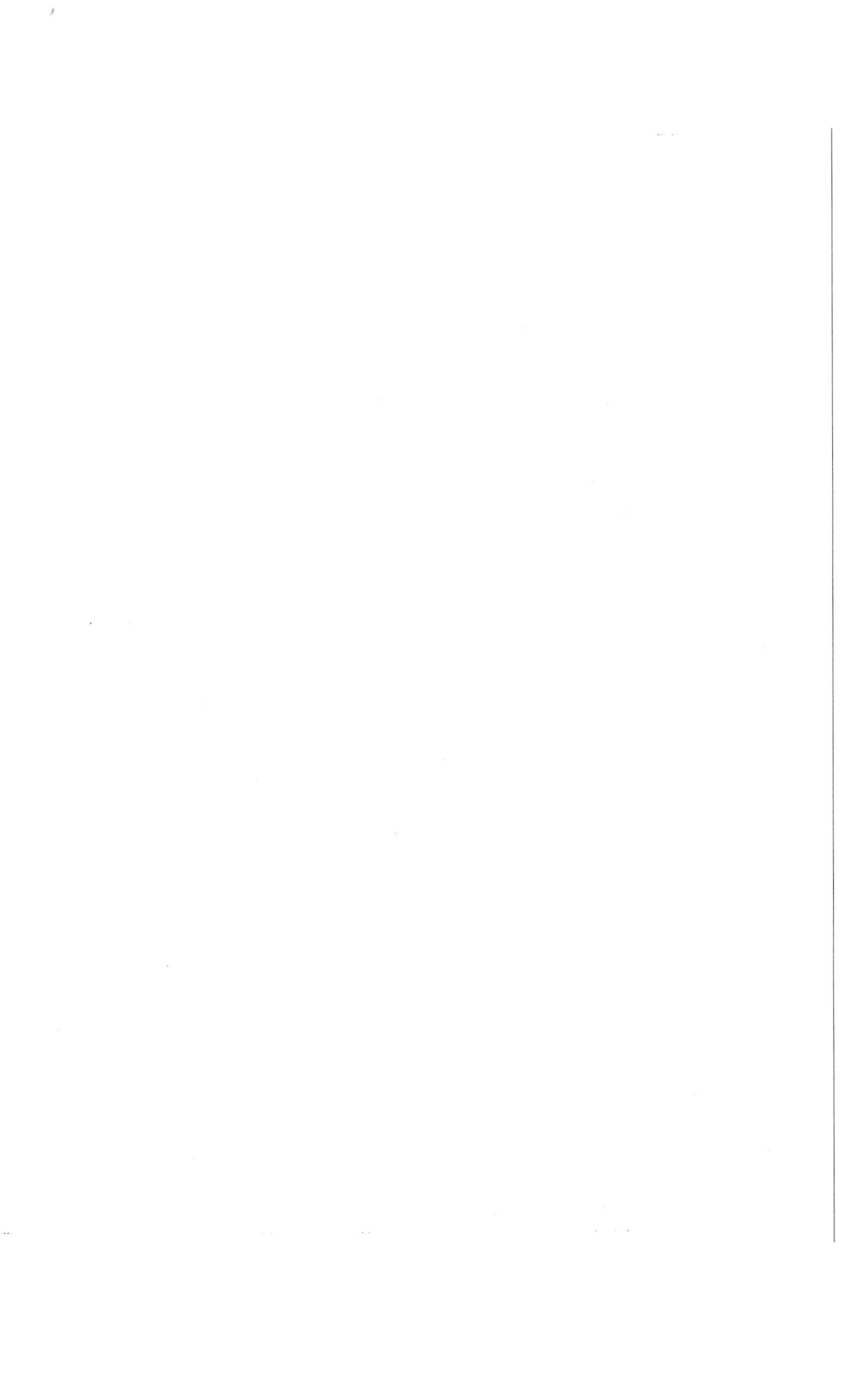

DE L'USAGE IMMODÉRÉ

DE

L'ALCOOL

ET DE

SES RÉSULTATS PHYSIQUES ET MORAUX

DANS LE FINISTÈRE.

PAR M. V. ROUSSIN, MEMBRE DU CONSEIL GÉNÉRAL.

1868.

QUIMPER,
TYPOGRAPHIE DE ARSÈNE DE KERANGAL.

DE L'USAGE IMMODÉRÉ

DE L'ALCOOL

ET DE

SES RÉSULTATS PHYSIQUES ET MORAUX

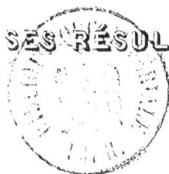

DANS LE FINISTÈRE,

Par M. **M. V. ROUSSIN,** *membre du Conseil général.*

1868.

Quimper,
TYPOGRAPHIE DE ARSÈNE DE KERANGAL.

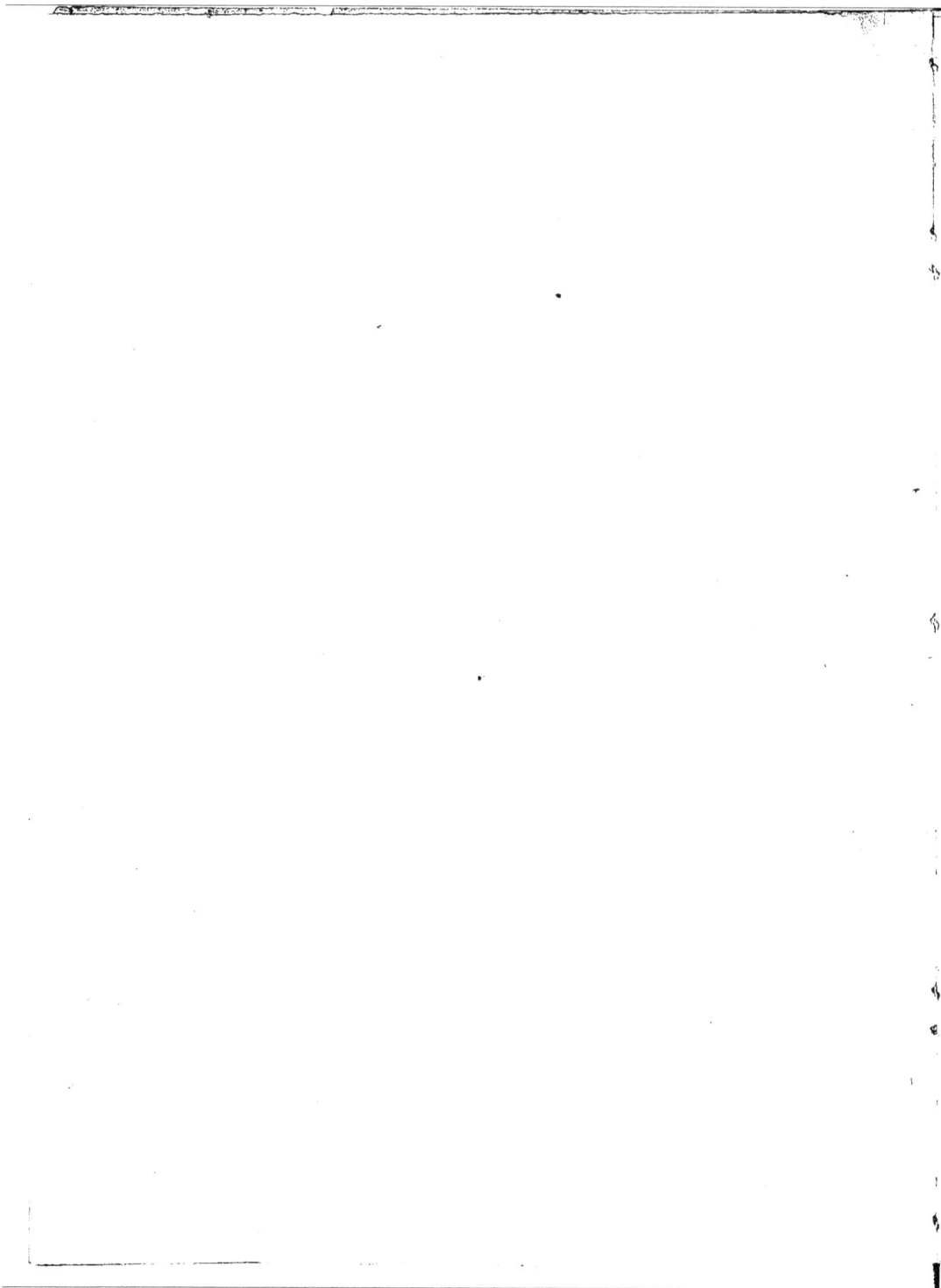

A MESSIEURS LES MEMBRES

DU

CONSEIL GÉNÉRAL

DU FINISTÈRE.

DE L'USAGE IMMODÉRÉ

DE

L'ALCOOL,

ET DE SES RÉSULTATS PHYSIQUES ET MORAUX

DANS LE FINISTÈRE.

> O peuple breton, si religieux, si moral, le
> jour où tu passeras sans t'arrêter devant ces
> tavernes maudites, tu seras le premier des
> peuples..... (*Mandement de Mgr Graveran,*
> *Évêque de Quimper et de Léon, 1846).*

MESSIEURS ET HONORABLES COLLÈGUES,

Le Conseil général du Finistère est, depuis longtemps déjà, sérieusement préoccupé de l'existence d'un fléau destructeur et démoralisateur qu'il voudrait combattre, mais contre les progrès duquel il n'est pas suffisamment armé : je veux parler du vice, et voudrais être autorisé à dire, *du délit* de l'ivrognerie. Bien déplorable vice en effet, qui corrompt les populations ouvrières des campagnes et des villes, qui ruine leur robuste constitution et qui conduit un grand nombre de travailleurs aux asiles d'aliénés et aux hôpitaux lorsqu'il ne les amène pas en cour d'assises.

Les paroles qui servent d'épigraphe à ce travail vous sont connues ; dans leur énergique concision elles caractérisent parfaitement une population dont le vénéré Prélat, leur auteur, avait une connaissance approfondie et à laquelle il accordait une affection sans bornes.

Une appréciation identique, un regret non moins profond de la multiplicité des maisons *où s'alimente l'intempérance* ont été manifestés mainte fois par son digne successeur (1). Enfin, un honorable magistrat notre collègue, qui, par la nature des fonctions qu'il a remplies, a vu de près les choses et les hommes, a récemment renouvelé le cri d'alarme en vous faisant un pressant appel pour combattre le mal. Vous ne restez pas indifférents à ces paroles, à cet appel, et y répondez en renouvelant chaque année des vœux dont l'expression reflète la vivacité de vos préoccupations.

Je n'ai pas besoin de reproduire intégralement ici, le texte de tous ces vœux ; l'un d'eux a pour objet la sophistication des boissons que la multiplicité des cabarets tend à rendre plus générale par suite de la difficulté de surveillance et des résultats d'une concurrence trop étendue. Un autre se prononce contre l'établissement *des débits à emporter*, dont les abus vous paraissent flagrants. Enfin, vous vous élevez contre la suppression *des surtaxes sur l'alcool*, je citerai ce dernier vœu tel que vous le formulez.

---

(1) L'intempérance qui augmente sans cesse, multiplie les maisons où l'artisan consomme en débauches le fruit de ses travaux et la nourriture de sa famille. (*Mandement de Mgr René Sergent, évêque de Quimper et de Léon, 1868.*)

SURTAXE D'OCTROI SUR LES ALCOOLS.

« Le Conseil, considérant que la suppression des surtaxes sur les alcools a placé la moitié
« du département dans la situation la plus critique ; que les nombreuses communes rurales
« qui sont frappées par cette suppression, n'ayant aucun moyen de remplacer la précieuse
« ressource qui leur a été enlevée, se trouvent réduites à renoncer à toute amélioration, et ne
« peuvent suffire qu'à grand' peine aux exigences les plus rigoureuses du service ; que les
« communes urbaines qui sont dans le même cas, ont été obligées pour suppléer à l'insuffi-
« sance de leurs revenus, de créer des impôts sur les denrées de première nécessité, au grand
« détriment des classes pauvres ; considérant qu'il est déjà prouvé par l'expérience que la
« suppression des surtaxes ne peut avoir aucune influence sur la consommation ; qu'elle ne
« profitera qu'aux marchands de vins et aux cabaretiers, et ne sera par conséquent, d'aucun
« avantage pour les pays vignobles ;

« Que les surtaxes sur l'alcool loin d'être impopulaires dans le Finistère, sont au contraire
« demandées comme un bienfait par la population toute entière ;

« Renouvelle avec plus d'instance que jamais, le vœu que les surtaxes sur l'alcool soient
« rétablies dans toutes les communes qui en ont un besoin réel.

Récemment encore, votre Rapporteur des finances, à l'occasion du projet de tarif général
applicable aux octrois, tarif sur lequel vous avez été appelés à donner un avis, a conclu à ce
que l'alcool fut taxé à un taux plus élevé qu'au projet, en s'exprimant ainsi :

« L'alcool, vous le savez tous, et surtout ceux de vous qui vivent à la campagne, est le
« poison de nos contrées, poison qui démoralise nos populations, amoindrit la taille de nos
« conscrits et nous fait presque regretter cette admirable découverte qui a produit le sucre
« de betterave.

« Sans doute une augmentation de droits ne diminuerait pas la consommation autant que
« nous le voudrions, mais au moins elle accroîtrait les ressources de toutes nos communes
« et surtout des communes rurales et permettrait d'y construire des routes, des maisons
« d'école, et d'y établir des secours pour les malades, les vieillards, etc... »

Les conclusions de votre Rapporteur ont été adoptées avec empressement : il y a donc,
parmi nous, j'ose le dire, unanimité sur cette question et, si l'expression de nos plaintes
n'a rien d'exagéré, si l'énoncé de nos vœux s'appuie sur des faits certains, irrécusables, nul
doute que le Gouvernement n'y fasse droit.

Le but à atteindre, en se livrant à une étude de la question, doit donc être de produire
des faits à l'appui de nos vœux, d'en tirer des déductions, d'examiner enfin s'il n'y aurait
pas lieu de demander des dispositions légales ou des mesures administratives, complément
de ces vœux qui ont été formulés avec tant de persistance par le Conseil général et dont il
attend malheureusement encore la réalisation. C'est là ce que je me propose de faire. J'expose
d'abord les faits, il n'est rien de si éloquent.

I.

Le nombre des cabarets qui existent en ce moment dans le Finistère est de *5572*. Si l'on y ajoute les débits à emporter autorisés par le décret du 29 décembre 1851, qui sont au nombre de 235, on obtient un total de *5807*.

En 1851, le nombre des cabarets était de 4808. C'est donc, dans la période de 16 ans, une augmentation de 764, et de 999 si l'on y joint les débits à emporter. (1)

Cette augmentation s'est produite malgré les mesures sévères prises par M. le Préfet pour la clôture des cabarets mal famés, sources de débauches et de scandale public. (2)

Il n'est pas sans intérêt de rechercher quelle est la proportion qui existe entre le nombre des cabarets et la population du Finistère, cette population étant d'après le dernier recensement de 662,485 habitants et le nombre des cabarets et débits de 5,807, on trouve qu'il y a *un de ces établissements par 114 habitants environ.* (3)

---

(1) **État comparatif des cabarets existant dans chacun des 5 Arrondissements et dans les 3 principales villes du Finistère :**

ARRONDISSEMENTS.	CABARETS en 1851.	CABARETS en 1867.	AUGMENTATION	DÉBITS à emporter.
Brest.	1797	2186	389	80
Châteaulin.	777	947	170	25
Morlaix.	931	1072	141	82
Quimper.	914	1019	105	31
Quimperlé.	389	348	dimin. 41	6
Villes de Brest.	590	813	223	Pas de statistique
Morlaix.	179	234	55	pour les débits
Quimper	138	193	55	des villes.

Il n'existe pas de relevé statistique des années intermédiaires.

(2) Il a été fermé par mesure administrative en 1863, 19 cabarets.
— — 1864, 21 —
— — 1865, 13 — Total. . 99.
— — 1866, 19 —
— — 1867, 27 —

800 contraventions environ, sont constatées annuellement par la gendarmerie, dont 25 0/0 relatives à l'arrêté préfectoral sur la tenue des cabarets, et 75 0/0 pour ivresse scandaleuse.

(3) **Proportion pour chacun des arrondissements et les 3 villes principales du département.**

ARRONDISSEMENTS.	HABITANTS.	CABARETS et DÉBITS.	Nombre de cabarets et débits par habitants.
De Brest.	230316	2266	1 pour 101 habitants.
— Châteaulin.	105402	952	1 — 100 —
— Morlaix.	143102	1154	1 — 124 —
— Quimper.	130673	1060	1 — 123 —
— Quimperlé.	49547	354	1 — 140 —
Ville de Brest.	75847	813	1 — 48 —
— Morlaix..	14656	289	1 — 98 —
— Quimper.	12542	193	1 — 65 —

Quelqu'énorme que soit cette proportion on s'en rend facilement compte quand on observe la multiplicité de ces débits dans les bourgs et les villes, aux abords de ces dernières surtout, et quand on les voit s'échelonner jusque sur les routes même peu fréquentées, comme pour offrir à chaque pas au voyageur d'irrésistibles tentations.

Examinant maintenant la quantité d'alcool annuellement consommée par la population du Finistère, quantité qui, d'après les relevés officiels, a été pour tout le département :

En 1864, de 26,306 hectolitres

1865, — 26,573 —

1866, — (pas de relevé)

1867, — 27,222 —

on remarque tout d'abord, une affligeante progression, 716 hectolitres de plus en 4 années. Adoptant le chiffre de l'année la plus rapprochée, on devra observer avant tout, qu'il faut doubler ce chiffre, attendu que les droits sont perçus sur l'alcool pur, c'est-à-dire à 90 ou 92 dégrés : n'étant en cet état pas buvable, il est réduit, par les négociants en gros, à 50 dégrés environ, puis, par les débitants au détail, à 42 dégrés, en moyenne. Ces diverses opérations nécessitent l'addition d'une quantité d'eau au moins égale, plus souvent même supérieure au volume primitif du liquide à l'état pur. Or la quantité en étant au moins doublée, ce ne sont pas seulement 27,222 hectolitres, mais bien réellement 54,444 hectolitres qui sont annuellement consommés dans notre département. La conséquence qui ressort de ce chiffre c'est que la quantité absorbée par chaque habitant serait de 8 litres 2 décilitres, si tous consommaient également ; mais il est inutile de faire remarquer que cette quantité grandement réduite, sinon annulée pour les uns, s'élève énormément pour les autres. Il est triste d'être dans l'obligation d'avouer que les femmes et les enfants ne sont malheureusement pas en dehors de toute participation à cette consommation.

Voyons maintenant quelle dépense peuvent représenter ces 54,444 hectolitres annuellement achetés et bus par une fraction considérable de la population ? C'est là un des aspects les plus intéressants de la question. La consommation se porte principalement sur l'eau-de-vie de qualité inférieure provenant du suc de betterave, cette eau-de-vie est obtenue comme je l'ai déjà dit, en étendant d'une quantité d'eau égale au moins à son volume (1) l'alcool à 90 dégrés, pour le réduire à 42 dégrés, opération qui rend le poison buvable et après laquelle il est livré au consommateur.

---

(1) En admettant que le volume du liquide est *doublé* et en prenant ce point de départ pour base de mes calculs, je reste *au-dessous* de la vérité. En effet, l'alcool sort des distilleries à 90 ou 92 dégrés. Les négociants en gros le ramènent à 50 dégrés en y additionnant une quantité d'eau égale à son volume. Les petits débitants, à leur tour, abaissent à 42 dégrés, en moyenne, l'eau-de-vie qu'ils vendent au détail. Or, si pour abaisser un hectolitre de 90 à 50 dégrés, c'est-à-dire de 40 dégrés, il a fallu l'étendre de 100 litres d'eau ou 2 litres 1/2 par chaque dégré en moins, il faudra pour abaisser encore ce même hectolitre de 8 dégrés, y ajouter à peu près 20 litres. Ainsi l'hectolitre d'alcool est converti, en réalité, en 220 litres environ d'eau-de-vie, ce qui, rigoureusement, donnerait 59,888 hectolitres, au lieu de 54,444 chiffre adopté ; différence en moins 5,444 hectolitres, représentant une différence de *1,088,800 francs.*

Je n'ignore pas que tout l'alcool n'est pas réduit à 42 dégrés, que dans certains emplois il est utilisé presque pur ; aussi tenant compte de ces faits, me suis-je étudié à me maintenir en deçà plutôt qu'au delà de la vérité, afin de n'être pas taxé d'exagération.

Le liquide ainsi modifié se vend presque en totalité au détail. Or, au détail, il coûte au buveur 2 fr. le litre (1), soit : *200 fr. l'hectolitre.*

Le nombre d'hectolitres étant de 54,444 comme nous l'avons vu plus haut, il en résulte pour le Finistère, une dépense totale, annuelle de 10,888,800 fr Une certaine quantité d'alcool est, il est vrai, vendue pour les besoins de l'industrie ou pour une consommation exempte d'excès. J'ai déjà fait une large part à cette consommation en évaluant *seulement* à une quantité double de celle constatée par le fisc, l'alcool livré aux buveurs dans les cabarets, (voir la note 1, page 8). Je fais ici une nouvelle concession, et, négligeant le chiffre de 888,800 fr. je me crois fondé à dire, que, tout compte fait, et considérant d'un autre côté ce que la fraude introduit, on peut être assuré que la somme, qui est dépensée annuellement par les ivrognes dans le Finistère, *doit être évaluée à dix millions, au minimum !*

Si l'on admet que le tiers environ de la population s'adonne à l'ivrognerie (hypothèse fort probable, mais qui ne repose sur aucune base bien certaine), ce tiers étant de 220,828 individus, ce serait une dépense pour chacun, de 45 fr. 28 c.

Ainsi, voilà dix millions enlevés à l'épargne, à l'aisance des familles, à l'agriculture, à l'industrie. Certes, si les cultivateurs les moins aisés, les classes les moins favorisées de la fortune, les ouvriers des villes, les journaliers des campagnes, pouvaient être menacés d'un impôt dont la quotité serait de *plus du double de l'impôt foncier qui pèse sur les classes riches ou aisées, sur ceux qui possèdent,* (2) ils réclameraient à juste titre, contre une charge aussi exhorbitante. Eh bien, cet impôt, *un très-grand nombre d'entre eux se l'imposent volontairement pour la satisfaction de leur funeste passion.*

Sans cette passion, nous verrions en effet, dans notre beau département, si bien doté par la Providence de ressources fécondes, la généralité de la population atteindre sinon à la richesse, au moins à une très-grande aisance. Cela est d'autant plus évident que la consommation de l'eau-de-vie, bien que constituant une dépense fort lourde par elle-même, n'est pas la seule perte qu'elle impose à l'ivrogne : elle en engendre bien d'autres par les déplorables résultats qui en sont le corollaire inévitable, comme l'incapacité de se livrer au travail, le désordre, les accidents, etc...., tout cela donne naissance à des charges écrasantes qui découlent directement ou indirectement du vice de l'ivrognerie : si ces charges, ces désastres,

---

(1) L'alcool de betteraves à 90 dégrés est vendu par les distillateurs à des prix qui éprouvent de grandes variations suivant la qualité et le cours de cette marchandise : l'on peut évaluer ces prix de 40 à 90 francs l'hectolitre. Les droits de toute nature et le double décime dont les alcools sont frappés, sont modifiés suivant la population des communes (voir le tableau A page 17) et varient de 94 francs à 125 francs l'hectolitre, cela fait ressortir le prix de revient de l'hectolitre à 134 francs au plus bas, et à 215 au plus haut; ajoutant 20 francs pour frais de transport et le bénéfice des intermédiaires, on voit qu'il doit coûter au cabaretier de 154 à 235 francs, (ce dernier prix seulement dans les villes dont la population est de 50,000 âmes au moins). Comme l'hectolitre est plus que doublé par l'addition de l'eau qui le rend potable, le litre, revient rarement à 1 franc au débitant, et dépasse encore plus rarement ce prix. Il est vendu au consommateur sur place, 20 centimes le décilitre, ce qui le fait ressortir pour ce dernier, à *2 francs le litre.* Il est juste d'ajouter que le bénéfice du cabaretier n'est pas de 1 franc par litre. Il faut déduire la licence, le loyer et les non-valeurs résultant du défaut de paiement des consommateurs. La grande concurrence oblige les débitants à faire crédit et ils sont souvent victimes de cette confiance. On a vu des ivrognes boire à crédit successivement dans tous les cabarets d'une localité ; chassé de l'un, ils allaient dans un autre. Ces maisons sont tellement multipliées qu'ils pouvaient satisfaire indéfiniment leur passion sans bourse délier.

(2) La totalité des contributions directes, dans le Finistère (1866), ne dépasse pas le chiffre de 4,585,805 fr.

2

n'avaient pour unique conséquence qu'un effet matériel, des pertes pécuniaires, la misère de beaucoup de familles, ce serait grandement à déplorer sans doute, mais moins affligeant encore que la triste réalité. Le mal s'étend bien au-delà. Il n'est malheureusement que trop vrai que *le vice de* l'ivrognerie engendre les dérèglements de toute nature, l'immoralité, le crime, qu'il détruit la santé publique et propage le germe de cruelles maladies qui atrophient l'espèce humaine et conduisent souvent à l'aliénation mentale et à la mort. Ainsi, *ruine et misère, abjection morale, dépérissement,* tout vient accabler le malheureux qui se laisse aller à l'usage immodéré de l'alcool.

Ces désastreuses conséquences ne sauraient être niées ; elles n'ont rien d'hypothétique ni d'exagéré. On en jugera par le relevé des statistiques médicales, administratives et criminelles qui suivent :

EFFETS DE L'ALCOOL SUR LA SANTÉ PUBLIQUE.

ASILE SAINT-ATHANASE. (Aliénés du sexe masculin.)

	1856.	1857.	1858.	1859.	1860.	1861.	1862.	1863.	1864.	1865.	1866.
Nombre des aliénés admis pour la première fois à l'asile.	52	61	48	54	44	61	56	76	72	60	50
Cas de folie par abus de l'alcool.	15	20	7	16	16	23	18	20	16	17	13
Proportion.	1/3	1,3	1/7	1/3	1/3	1/3	1/3	1/4	1/4	1/3	1/4
Nombre des aliénés admis par suite de rechute. .	13	5	5	8	10	12	3	8	5	4	3

Il résulte de ces chiffres que les cas de folie causés par l'abus de l'alcool, sont dans une proportion qui varie de 1/3 à 1/4, mais plus souvent de 1/3 ; cette dernière proportion existe 7 fois sur 11 ainsi qu'on peut le voir par le tableau ci-dessus. Quant aux rechutes, on peut 2 fois sur 5, les attribuer à l'influence de l'alcool. L'honorable Directeur de l'Asile, qui a bien voulu me transmettre ces documents, fait observer que ces données n'ont pas une valeur absolument rigoureuse comme exactitude, les renseignements qui parviennent à l'Administration de l'Asile n'étant pas toujours exacts et complets ; puis, tous les aliénés ne sont pas séquestrés. A un autre point de vue, l'entraînement aux boissons enivrantes est quelquefois aussi la conséquence d'un dérangement intellectuel causé par de grandes passions et de vifs chagrins.

Alors qu'elle ne produit pas l'aliénation, l'ivresse habituelle a des effets fort multiples ; le docteur Baume énumère ainsi les principaux de ces effets :

« L'empoisonnement direct suivant la *quantité* et la *qualité* de la boisson alcoolique.

« La mort subite par apoplexie.

« Des altérations graves des principaux organes, l'hydropisie, le délirium tremens, des « hallucinations terrifiantes, des accès de fureur, des paralysies partielles, enfin la démence « paralytique qui est la destruction de l'intelligence, du sentiment et du mouvement.

« Avant d'arriver, où même quand elle n'aboutit pas à ces conséquences extrêmes, l'habi- « tude alcoolique engendre encore, parmi les moindres de ses défauts, la paresse, l'hébétude, « la stupeur de l'intelligence et des sens, l'abrutissement, la perte du sens moral.

« Pour surcroît de malheur, le châtiment ne s'arrête pas à l'ivrogne ; les enfants qui en
« proviennent sont exposés à bien des dégénérescences, à des déviations déplorables tant au
« physique qu'au moral. Des auteurs ont cru observer que l'ivrognerie du père agit d'une
« manière plus fâcheuse que celle de la mère, sur la constitution et les aptitudes des enfants.
« Lorsque les deux époux sont adonnés à la boisson , le ménage est frappé de stérilité. » (1)

Comme son collègue de Quimper, l'honorable Directeur de l'Asile des aliénées (femmes)
de Morlaix, à l'obligeance duquel je suis redevable des indications qui vont suivre, ne peut
pas préciser, d'une manière exacte , les cas de folie dus à l'ivresse ; « l'indulgence qu'on a
« pour ce défaut ne faisant considérer comme ivrognes que ceux qui ont atteint les dernières
« limites de l'abus. » M. le docteur Lannurien signale 49 cas de folie dont la cause est attri-
buée à l'ivresse, parmi les femmes admises dans les dix dernières années à l'établissement
qu'il dirige ; mais il fait remarquer : « que ce chiffre ne peut donner qu'une faible idée, une
« appréciation insuffisante des troubles de l'intelligence qui, dans le département, sont la
« conséquence de ce vice. La folie d'un grand nombre de femmes est due à des chagrins
« domestiques dont l'ivrognerie du mari est la cause principale. Nous avons dans notre
« pays beaucoup d'individus atteints d'alcoolisme chronique dont le trouble intellectuel ne
« paraît pas suffisant pour qu'ils soient placés dans les maisons d'aliénés ; ceux qui sont
« atteints du délirium tremens , vu la durée, le plus souvent courte, de leurs accès, sont
« aussi conservés dans leurs familles ou seulement placés dans les hôpitaux.

« Plusieurs enfants sont idiots, épileptiques, rachitiques, maladifs, parce qu'ils ont été
« conçus pendant l'état d'ivresse ou d'alcoolisme chronique de leurs parents. On doit mettre
« aussi au compte de l'ivrognerie, un nombre considérable de blessures, fractures et autres
« lésions qui sont la conséquence des rixes entre ivrognes, ou des chutes qu'ils font en état
« d'ivresse.

« Une grande partie des morts subites ou par submersion dans notre pays a la même
« cause : chaque année, à Morlaix, on retire morts de la rivière des individus qui y sont
« tombés en état d'ivresse ; on en trouve également de morts ou de brûlés, dans les fours à
« chaux , où nos ivrognes sans asile vont passer la nuit.

« Au retour des foires, noces ou marchés, bon nombre restent étendus sur le bord des
« routes, et, si c'est pendant l'hiver, ils sont saisis par le froid et souvent trouvés morts le
« lendemain. »

M. Lannurien ajoute : « Ce vice est encore une des causes principales du paupérisme ; il
« résulte de la statistique de l'association pour l'extinction de la mendicité à Morlaix, qui
« existe depuis plus de 30 ans, que le nombre des pauvres à secourir *serait diminué de*
« *moitié* , si l'on supprimait les pauvres dont l'ivrognerie du chef de famille cause la
« misère. »

Quoi de plus concluant que ces témoignages d'hommes de science et d'intelligence
dont les observations concordent si parfaitement entre elles ? N'avons-nous pas d'ailleurs,
à l'occasion du recrutement de l'armée, les données de la statistique administrative qui
viennent de nouveau constater et corroborer les tristes effets de l'ivrognerie.

---

(1) Dans un remarquable rapport lu à la Société de Secours mutuels de Quimper, M. le docteur Baume s'est
exprimé en termes à peu près identiques à ceux que nous venons de citer ; il y a constaté que depuis dix années,
la consommation de l'eau-de-vie a presque doublé à Quimper, 132,400 litres ont été bus en 1856 et 240,400 en
1866, c'est plus de mille barriques d'eau-de-vie qui représentent 600,000 kilog. de pain qui suffiraient à ali-
menter 2,200 personnes.

D'après les résultats des opérations du Conseil de révision pour 1866, sur 3,627 jeunes gens examinés, 990 ont été exemptés : 211 pour défaut de taille, 789 pour infirmités.

Parmi les exemptés pour défaut de taille, beaucoup sont rachitiques et de débile constitution ; on peut donc dire *que le quart au moins de la population est atteint d'infirmités dès la fleur de l'âge ;* ce n'est certes pas là un état normal, et je ne crains pas d'affirmer que la principale cause en est à l'ivrognerie, aux dérèglements et à la misère que ce vice traîne à sa suite.

Dans l'ordre moral, l'ivresse engendre des désordres non moins déplorables.

Sur 165 prévenus cités en police correctionnelle au tribunal de Quimper, du 1er janvier au 15 juin 1868, il en est 28 dont l'ivresse au moment du délit a été constatée ; c'est environ le cinquième des prévenus. Les délits ont eu généralement pour objet des attentats contre les personnes, coups, blessures, meurtres, attentats ou outrages publics à la pudeur.

En ce qui concerne les attentats contre la propriété, suite de l'ivresse, il en est quelques-uns qui ont consisté en bris de clôture et incendie volontaire. Telle est la nature des délits auxquels l'ivresse donne le plus souvent naissance. Quant aux vols, escroqueries et abus de confiance, s'ils sont fort rarement commis par des gens ivres, ils le sont souvent au préjudice de gens que leur état d'ivresse met à la merci des voleurs : là, encore, ce vice est une cause indirecte de délit.

Trente-sept accusés ont été traduits en cour d'assises, pendant le 1er semestre de 1868 ; il est très-difficile, pour ne pas dire impossible, d'apprécier jusqu'à quel point beaucoup de ces accusés ont été conduits au crime par l'abus de l'alcool et le développement des mauvaises passions que cet abus provoque. Il eût fallu pouvoir les suivre dans toutes les phases de leur existence, et je ne crains pas de me tromper en disant que si cette étude eût été possible, on eût constaté pour un grand nombre que le point de départ de la démoralisation avait été l'ivrognerie. Mais je dois me borner à mentionner les indications obtenues par l'instruction criminelle : de cette instruction il ressort que dans la période de six mois cinq accusés, dont un assassin, ont été poussés au crime par l'ivresse qui, chez ce dernier, était l'état normal.

Il me reste à donner le nombre des suicides remontant à une période de dix années, et de ceux que l'ivresse a déterminés dans le même espace de temps ; en voici le relevé :

ANNÉES	SUICIDES ATTRIBUÉS A DES CAUSES DIVERSES. (nombre total.)	SUICIDES OCCASIONNÉS PAR L'IVRESSE.
1868 (1er semestre)	6	2
1867	13	1
1866	10	2
1865	7	3
1864	6	1
1863	2	1
1862	5	1
1861	8	0
1860	6	2
1859	7	1
Totaux...	70	14

En prenant le terme moyen, la proportionalité des suicides occasionnés par l'ivresse est de 1 sur 3 ; mais une réflexion se présente naturellement à l'esprit, c'est que les recherches statistiques qui s'appliquent aux causes et aux effets dans l'ordre moral ne peuvent avoir la rigoureuse précision de celles qui s'appliquent aux faits matériels : il faut donc les admettre à titre de renseignements utiles mais incomplets. La véritable cause des suicides échappe presque toujours aux investigations humaines : s'il en est qui peuvent être attribués directement à l'ivresse, d'autres et en plus grand nombre sont provoqués par la ruine, la perte de la santé, l'altération des facultés mentales, etc. Toutefois, les divers états des individus qui attentent à leur vie doivent souvent leur origine à l'usage habituel et immodéré des liqueurs fortes : ainsi il paraît constant que, dans la démoralisation qui conduit au crime ou au suicide, le vice de l'ivrognerie joue un rôle beaucoup plus important que celui que les constatations officielles peuvent déterminer et lui attribuer.

II.

Le tableau qui vient d'être déroulé devant vous, Messieurs et honorables collègues, est fort affligeant, et cependant que de faits, que de détails restent encore dans l'ombre!

Après avoir sondé la plaie, se présente maintenant le difficile problème de la guérir. Quel remède, ou du moins, quelle atténuation apporter au mal ?

Moraliser la population, l'instruire, lui inspirer le goût du travail et lui faire comprendre que l'aisance, le bien-être, le respect de soi-même peuvent se conquérir seulement par une conduite exempte d'excès, ce sont là sans doute les moyens les plus efficaces de combattre le vice de l'ivrognerie et c'est une tâche à laquelle ne font défaut ni les efforts du gouvernement de l'Empereur ni ceux de notre clergé toujours dévoué. Nous applaudissons à ces efforts et nous les secondons nous-mêmes, aussi bien individuellement dans la mesure de nos forces, que par nos délibérations et nos votes ; mais on ne peut se dissimuler que l'effet de ces tentatives, souvent dépourvues d'ensemble, ne soit très-lent : l'on serait heureux de pouvoir, par quelques mesures administratives, en hâter le progrès et accélérer le moment où ils devront porter leurs fruits. Examinons donc ce qu'il serait possible de faire.

Déjà le Conseil émet annuellement des vœux dont le principe est excellent ; on ne saurait surtout trop approuver celui qui demande que l'ivresse soit considérée comme un délit et qui réclame une pénalité dont l'ivrogne serait passible, alors que par ses actes ou le honteux spectacle qu'il donne, il va jusqu'à troubler l'ordre public ou outrager la morale. (1)

Mais si l'on comprend que l'ivresse doive être réprimée lorsqu'elle est parvenue à ce degré de scandale, pourquoi permettre que les moyens de tentation soient si multipliés et que ces lieux patentés pour la vente d'un si dangereux breuvage s'offrent à chaque pas au passant comme au voyageur ? Qu'est-il besoin d'un cabaret pour 144 individus, *pour 40 adultes*, tout au plus, si l'on défalque les femmes et les enfants ? La proportion n'excède-t-elle pas toutes les limites raisonnables ?

Un décret du 29 décembre 1851 arme l'autorité administrative ; il est bon d'en citer ici les considérants.

« Le président de la République, sur le rapport du ministre de l'Intérieur, considérant :
« que la multiplicité toujours croissante des cafés, cabarets et débits de boissons est une
« cause de désordres et de démoralisation ; considérant que, dans les campagnes surtout,
« ces établissements sont devenus en grand nombre des lieux de réunion et d'affiliation
« pour les sociétés secrètes et ont favorisé d'une manière déplorable les progrès des mau-
« vaises passions ; considérant qu'il est du devoir du gouvernement de protéger, par des
« mesures efficaces, les mœurs publiques et la sûreté générale, décrète : »

Suivent les dispositions relatives à l'établissement et à la suppression des cabarets qui les subordonnent d'une manière absolue à l'autorité préfectorale.

Lors de notre prochaine session, je me propose de demander que le Conseil veuille bien prier M. le Préfet, *d'appliquer les dispositions de ce décret dans toute leur étendue ; de n'autoriser la création de nouveaux cabarets que dans la proportion de un sur trois ou quatre extinctions ou suppressions jusqu'à ce que l'on soit arrivé graduellement à une dimi-*

---

(1) En Angleterre, l'individu surpris en état d'ivresse est condamné ordinairement à une amende de 5 schillings, le juge a la faculté d'y ajouter, en certains cas, la pénalité de l'emprisonnement.

nution de moitié dans le nombre de ces officines du vice, cette cause de désordres et de démoralisation, comme disent les considérants du décret. (1)

Qui pourrait se plaindre de cette diminution, sinon les gens adonnés au vice que nous voulons atteindre ? *Les cabaretiers eux-mêmes*, seraient les premiers à s'applaudir de voir ramenée à de justes bornes une concurrence trop multipliée : les falsifications deviendraient par suite moins fréquentes, et, ce qui est surtout fort important, la surveillance administrative serait rendue beaucoup plus facile et efficace.

On s'est élevé contre le droit absolu attribué par le décret de 1851 à l'administration : l'opposition a reproché aux Préfets de s'en faire une arme électorale. Je ne pense pas que cette allégation puisse être fondée. L'administrateur qui, au vu et au su de tous, en présence du contrôle moral, sinon légal, des Conseils électifs, ferait fléchir les principes de justice et de morale devant les exigences de la politique, serait aussi imprudent que coupable et servirait bien mal les intérêts du Gouvernement.

J'aurai également l'honneur de proposer, *que l'administration soit instamment invitée à donner annuellement au Conseil, un dénombrement des cabarets et des débits; l'indication du nombre de ceux fermés par mesure administrative, et enfin le relevé des quantités d'alcool consommées dans l'exercice écoulé.*

A l'aide de ces documents, le Conseil pourra reconnaître si le mal tend à augmenter ou s'il est en décroissance d'une année à l'autre, ce qui lui permettra d'aviser de nouveau suivant les circonstances.

Après avoir établi que la diminution du nombre des cabarets serait un résultat on ne peut plus heureux qui peut être facilement atteint par l'application de dispositions légales, il importe d'examiner si d'autres mesures non moins désirables ne devraient pas être provoquées.

Celle qui naturellement se présente la première à l'esprit est : *l'augmentation des droits d'octroi sur l'alcool.* Une augmentation modérée aurait pour effet, non d'être un obstacle sérieux à la consommation, on ne saurait s'en flatter, mais de rendre l'usage de cette boisson peut-être un peu moins général dans l'avenir, et, ce serait là surtout son plus grand avantage, de donner aux communes des ressources plus étendues qui leur permettraient, soit de dégre-

---

(1) Le bénéfice des cabaretiers, par la vente au détail de l'alcool, est si considérable, les frais d'installation si peu coûteux, que cette profession est ambitionnée de tous. On voit non seulement des familles honnêtes, des femmes d'ouvriers aisés et laborieux ajouter à leurs ressources le produit de ce genre de commerce qui rapporte souvent plus à la famille que le labeur du mari, mais il n'est pas même de soldat libéré, rentrant sans état dans ses foyers, de journalier sans ouvrage, de petit commerçant ruiné, qui ne songe à ouvrir un débit de boissons soit à la ville, soit à la campagne ; c'est pour eux plus qu'une ressource suprême, c'est un idéal réalisé. L'on conçoit en effet, la séduction d'un gain facile obtenu sans travail. Pour mettre des bornes à cet entraînement fâcheux on a indiqué un moyen qui consisterait à exiger des postulants le versement d'une somme d'argent au profit de l'Etat ou de la commune. Ce moyen séduit au premier abord, en ce sens qu'il paraît de nature à rendre plus difficiles les conditions d'établissement des cabarets, mais le privilège de la fortune et la vénalité des offices comme des professions est un abus, qui, s'il trouve encore quelques applications, tend à disparaître des sociétés modernes; il ne faut pas le créer là où il n'existe pas. Au lieu d'exiger des postulants une somme qui dénote un certain degré d'aisance, n'est-il pas préférable de faire un choix basé sur les garanties morales qu'ils peuvent offrir ? D'ailleurs, en achetant ainsi, le droit d'ouvrir un cabaret, le débitant en ferait *sa propriété*; propriété qui ne pourrait lui être enlevée sans le remboursement de la somme versée par lui. Que deviendrait, dans ce cas, le droit de fermeture attribué à l'administration ?

ver les denrées les plus utiles à l'alimentation et au bien-être des populations, soit de créer des institutions de moralisation, d'enseignement et de bienfaisance, qui, dans les cantons ruraux font presque complètement défaut.

Un vœu si bien motivé paraît d'abord d'une réalisation simple et facile : mais ici, l'on vient se heurter à deux obstacles redoutables. Ces obstacles sont : 1° *La crainte, pour l'État, d'amoindrir une source importante de ses revenus* ; 2° *le danger de léser et de mécontenter les départements producteurs de l'alcool.*

Si l'on parvenait à prouver que ce danger aussi bien que cette crainte sont chimériques, la cause me semblerait gagnée : je vais essayer de le démontrer.

La législation de l'impôt sur les boissons a beaucoup varié : la plupart des gouvernements nouveaux qui se sont succédé en France ont présenté le mirage trompeur de la suppression de cet impôt pour s'en faire un moyen de popularité. Le second empire n'a pas eu recours à ce subterfuge et l'on doit l'en féliciter, car tous ceux qui l'avaient employé, ont dû revenir sur des promesses inconsidérées.

« *Il est impossible de ne pas reconnaître*, dit M. de Magnitot, dans son dictionnaire du droit public et administratif, *que dans tout système de finances bien ordonné, les taxes sur les boissons doivent entrer pour une notable proportion dans les revenus publics, puisque cet impôt se trouvant journellement et imperceptiblement acquitté, est un de ceux qui doivent le moins décourager l'industrie.* »

Les lois d'avril 1816 et de décembre 1830 combinées avec quelques lois de finances plus récentes règlent encore le mode de perception et les bases de l'impôt sur l'alcool. Malgré les nombreuses modifications, atténuations ou aggravations qu'a dû subir cet impôt depuis près d'un siècle, il est un fait incontestable, c'est que la consommation de l'alcool, surmontant toute entrave, a constamment suivi une marche ascendante. Ainsi, jusqu'à la loi du 26 juillet 1860, l'alcool était imposé d'un droit fixe de 50 francs : cette loi est venue élever le droit d'un tiers, à 75 francs ; néanmoins, et malgré cette notable aggravation les quantités consommées ont éprouvé une augmentation constante. [1]

En présence de cette récente épreuve, n'est-il pas raisonnable de dire, qu'une élévation modérée dans le droit d'octroi ne modifierait malheureusement en rien cet état de choses ?

Ce n'est pas la génération actuelle qui changera, d'une manière bien sensible, ses habitudes d'intempérance ; il faudra des efforts persévérants et plusieurs générations, peut-être, pour arriver à quelque résultat en ce sens.

Ceci étant avéré, examinons ce qui pourrait être fait sans porter atteinte aux revenus publics.

D'après la législation actuelle, l'alcool supporte 1° un droit fixe dit *de consommation* ou un droit *de débit* qui en est l'équivalent ; 2° un droit *d'entrée* variable, pour les communes d'une population au dessus de 4000 âmes ; 3° le *double décime* appliqué à ces deux impôts ;

---

[1] Dans son exposé des motifs de la loi de 1860, le Ministre des finances s'exprime ainsi : « Le trésor se procurera par cette augmentation de 25 francs au principal, un revenu de 24,000,000 millions dégagé de tout frais de perception. »Réduit à 34 francs par la loi du 12 décembre 1830, l'impôt des boissons avait été fixé à 50 francs depuis la loi du 15 juillet 1855. Pour justifier l'augmentation nouvelle, *le Gouvernement a établi en s'appuyant sur des chiffres, que l'élévation du prix des alcools, n'avait jamais influé sur la consommation.*

4° enfin, un droit *d'octroi*, voté par les Conseils municipaux, qui peut être inférieur, mais ne doit, en aucun cas, être supérieur au droit d'entrée perçu au profit de l'État. (1) Ces diverses dispositions légales peuvent se résumer de la sorte :

TABLEAU **A.**

	1ʳᵉ CATÉG. populations au dessous de 4,000 âmes.	2ᵉ CATÉG. de 4,000 à 6,000 âmes.	3ᵉ CATÉG. de 6,000 à 10,000 âmes.	4ᵉ CATÉG. de 10,000 à 15,000 âmes.	5ᵉ CATÉG. de 15,000 à 20,000 âmes.	6ᵉ CATÉG. de 20,000 à 30,000 âmes.	7ᵉ CATÉG. de 30,000 à 50,000 âmes.	8ᵉ CATÉG. de 50,000 âmes et au dessus
Droit de consommation.	75 f. » c.	75 f. » c.	75 f. » c.	75 f. » c.	75 f. » c.	75 f. » c.	75 f. » c.	75 f. » c.
Double décime.	15 »	15 »	15 »	15 »	15 »	15 »	15 »	15 »
Droit d'entrée.	» »	4 »	6 »	8 »	10 »	12 »	14 »	16 »
Double décime. . . .	» »	» 80	1 20	1 60	2 »	2 40	2 80	3 20
Octroi (maximum). . . .	4 »	4 »	6 »	8 »	10 »	12 »	14 »	16 »
TOTAUX. . . .	94 f. »	98 f. 80 c.	103 f 20 c	107 f 60 c	112 f. » c.	116 f. 40 c.	120 f. 80 c.	125 f 20 c.

Le projet de tarif général d'octroi qui vous a été présenté et sur lequel vous avez été consultés par le Gouvernement, n'apporte pas de modifications à ces droits, en ce qui concerne l'alcool. Vous en avez proposé de plus élevés ; vous demandez pour les quatre premières catégories un octroi uniforme de 10 francs, pour la cinquième (Quimper et Morlaix) 12 francs, et pour la dernière, (Brest) 20 francs. Que résulterait-il de l'adoption de ces chiffres ? Le tableau suivant résume les modifications qui en seraient la conséquence, en supposant l'octroi porté au maximum.

TABLEAU **B.**

	1ʳᵉ CATÉGORIE. Population au dessous de 4,000 âmes.	2ᵉ CATÉGORIE. de 4,000 à 6,000 âmes.	3ᵉ CATÉGORIE. de 6,000 à 10,000 âmes.	4ᵉ CATÉGORIE. de 10,000 à 15,000 âmes.	5ᵉ CATÉGORIE. de 15,000 à 20,000 âmes.	8ᵉ CATÉGORIE. de 50,000 âmes et au-dessus
Droit de consommation.	75 f. » c.	75 f. » c.	75 f. » c.	75 f. » c.	75 f. » c.	75 f. » c.
Double décime. . . .	15 »	15 »	15 »	15 »	15 »	15 »
Droit d'entrée.	» »	10 »	10 »	10 »	12 »	20 »
Double décime. . . .	» »	2 »	2 »	2 »	2 40	4 »
Octroi.	10 »	10 »	10 »	10 »	12 »	20 »
TOTAUX. . . .	100 f. » c.	112 f. » c.	112 f. » c.	112 f. » c.	116 f. 40 c.	134 f. » c.
Différence en plus du tableau B sur le tableau A.	6 »	13 20	8 80	4 40	4 »	8 80

C'est, en moyenne, une augmentation de moins de 8 francs par hectolitre, ou *de moins de 4 centimes par litre.* (2) Est-ce là une aggravation de nature à porter obstacle à la consomma-

(1) L'octroi (maximum) est de 4 francs dans les communes non soumises à la taxe du droit d'entrée.

(2) Si l'hectolitre à 90 degrés frappé d'un droit de 8 francs, était maintenu tel à la consommation, ce serait une augmentation de 8 centimes par litres ; mais nous avons vu qu'il était étendu d'une quantité d'eau au moins égale a son volume primitif, c'est donc une aggravation de moins de 4 centimes par litre, qui résulterait de l'augmentation du droit d'octroi.

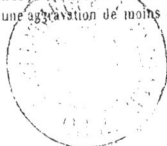

3

tion ? Il est vrai que dans l'hypothèse de l'élévation du droit d'octroi à ce taux, il y aura une autre surélévation proportionnelle dans le droit d'entrée et à l'égard des communes qui pourront obtenir des surtaxes : concédons que ce chiffre pût être doublé, triplé même, ce ne serait toujours, en moyenne, que 8 à 12 centimes de plus par litre, et d'un effet nul, on peut l'affirmer, sur la consommation générale. A supposer, contre toute apparence, que le contraire eût lieu, *le trésor ne trouverait-il pas une ample compensation par l'élévation parallèle du droit d'entrée, qui, aux termes de la loi, ne peut pas être inférieur à l'octroi et par le prélèvement du dixième sur l'octroi augmenté ?* Cela est incontestable.

A l'occasion des surtaxes, votre Rapporteur des finances s'exprimait ainsi : « L'impor-« tance du tarif général qui vous est soumis ne vous échappera pas, car bien que la loi du « 27 juillet 1867 laisse toujours aux communes la faculté de s'adresser au gouvernement « pour demander par décret le maintien de taxes exceptionnelles, la prorogation et même « l'introduction de nouveaux articles, il y a lieu de penser que *ce tarif général*, au moins « d'ici à longtemps, va devenir la règle ordinaire et que le Conseil d'État n'autorisera les « infractions que dans des cas très-rares et tout-à-fait exceptionnels. »

Qu'il me soit permis d'exprimer l'espoir que votre honorable Rapporteur s'est mépris dans ses appréciations des intentions du pouvoir et que vos demandes, fussent-elles adoptées intégralement, la faculté dont jouissent les communes d'obtenir, en certains cas des surtaxes, ne leur serait pas enlevée. Si elles étaient privées de cette faculté, il en résulterait pour la plupart une diminution plutôt qu'une élévation des droits perçus sur l'alcool. Ce n'est pas là certainement ce que le Conseil désire ; loin d'admettre que les communes, en tout état de cause, puissent sans inconvénient être privées du droit des surtaxes, je voudrais que l'exercice de ce droit fût rendu plus facile, fût moins limité. Ainsi, aux termes des lois du 11 juin 1842 et 22 juin 1854, les surtaxes ne sont que *temporaires* et sont applicables seulement à des besoins *extraordinaires*, (extinction de dettes pour construction de maison d'école, d'église, etc.) Elles ne peuvent être obtenues que par une loi, après avis favorable du Conseil d'État et ne doivent pas être supérieures au double des droits d'entrée. Ne serait-il pas désirable que toute commune, notoirement obérée et dépourvue de ressources pour satisfaire aux besoins *ordinaires*, qui sont les plus urgents de son budget, pût obtenir une surtaxe, sans qu'elle fût assujettie aux formalités qu'entraîne le vote d'une loi. *Cette demande de surtaxe serait simplement soumise à l'appréciation du Conseil général* qui pourrait l'autoriser, dans les limites fixées par la loi, après avis du Conseil d'arrondissement et après avoir entendu les observations du préfet ?

Ne sont-ce pas en définitive les conseils électifs locaux qui sont les plus aptes à apprécier les convenances d'une telle mesure, les nécessités plus ou moins impérieuses sur lesquelles se basent les demandes des communes ? Le bon sens, comme la plus stricte équité, commandent d'admettre ce principe. Que les conseils électifs des départements producteurs d'alcool aient la faculté de ne pas s'imposer d'octroi, si bon leur semble, c'est à eux à mettre en balance les intérêts supposés de la production et ceux de la santé et de la moralité de leurs mandataires ; mais qu'on ne vienne pas, en leur nom et sous prétexte de sauvegarder leurs intérêts pécuniaires, nous obliger, nous qui ne sommes pas producteurs, a ne pas élever de digues, quelque modestes qu'elles soient, contre l'invasion toujours progressive du fléau.

L'intérêt du Trésor ne serait pas compromis par une légère élévation dans les droits d'octroi, telle que vous l'avez formulée dans la session de 1867 ; il ne le serait pas non plus, d'une manière quelque peu appréciable, par une plus grande facilité accordée aux demandes et obtentions de surtaxes ; il trouverait peut-être même *une augmentation* de revenus dans l'élévation parallèle du droit d'entrée et par le prélèvement du dixième des octrois.

Quant au danger de léser et de mécontenter les départements producteurs, il n'est pas plus fondé. Les mêmes arguments peuvent être opposés à cette seconde objection aussi bien qu'à la première ; puisqu'il résulte de faits acquis, constatés par une longue expérience et qu'il est reconnu par le gouvernement lui-même qu'une augmentation, même considérable dans les droits perçus au profit de l'État, n'a jamais empêché la consommation de progresser, il est hors de doute qu'une élévation modérée au profit des communes ne ralentirait pas davantage cette consommation.

Il importe au surplus de peser sérieusement les intérêts des départements producteurs ; car ces intérêts nous sont constamment opposés, par nos adversaires, dans la question qui m'occupe.

Je dois aux obligeantes démarches de l'un de nos honorables collègues, député au Corps législatif, le *tableau officiel* de la production de l'alcool en France (1865). Si l'on divise les départements portés sur ce tableau en trois classes, la première qui comprend ceux dont la production représente des intérêts réellement *majeurs*, la deuxième ceux dont les intérêts sont *minimes*, et la troisième ceux dont les intérêts sont *insignifiants ou nuls*, on obtient la classification suivante :

PREMIÈRE CLASSE.		DEUXIÈME CLASSE.	
INTÉRÊTS MAJEURS.		INTÉRÊTS MINIMES.	
Production de 10,000 hectolitres et au-dessus.		Production de 5,000 à 10,000 hectolitres.	
1 Charente-Inférieure..	274,188 hec^tres		
2 Hérault............	225,467 —	1 Vaucluse............	9,847 hec^tres
3 Nord.............	210,996 —	2 Doubs..............	9,644 —
4 Charente.........	159,863 —	3 Orne...............	8,967 —
5 Pas-de-Calais......	77,961 —	4 Calvados...........	8,037 —
6 Aisne............	65,584 —	5 Yonne.............	7,989 —
7 Seine-et-Marne....	58,590 —	6 Moselle............	7,692 —
8 Gers.............	54,138 —	7 Marne.............	6,508 —
9 Seine-et-Oise......	45,940 —	8 Saône-et-Loire.......	5,865 —
10 Gard.............	44,834 —	9 Puy-de-Dôme........	5,556 —
11 Seine-Inférieure....	37,484 —	10 Haute-Saône........	5,424 —
12 Aude............	24,804 —	11 Meurthe...........	5,344 —
13 Côte-D'or.........	24,246 —	12 Haute-Marne........	5,174 —
14 Oise.............	18,632 —	13 Var..............	5,150 —
15 Somme...........	17,477 —	14 Eure-et-Loir........	5,113 —
16 Eure............	15,488 —	15 Indre-et-Loire.......	5,047 —
17 Deux-Sèvres.......	13,206 —		
18 Gironde..........	12,390 —		

TROISIÈME CLASSE.

INTÉRÊTS INSIGNIFIANTS OU NULS.

Production de 0 à 5,000 hectolitres.

1 Bouches-du-Rhône....	4,884	hec^tres
2 Bas-Rhin...........	4,877	—
3 Landes.............	4,832	—
4 Lot-et-Garonne......	4,669	—
5 Aube...............	4,655	—
6 Vosges.............	4,556	—
7 Meuse.............	4,445	—
8 Ardennes...........	4,302	—
9 Cher..............	3,721	—
10 Indre.............	2,733	—
11 Jura...............	2,622	—
12 Haut-Rhin..........	2,508	—
13 Allier.............	1,578	—
14 Loir-et-Cher........	1,321	—
15 Pyrennées-Orientales. .	1,215	—
16 Rhône..........	1,126	—
17 Nièvre............	981	—
18 Loiret............	759	—
19 Savoie............	737	—
20 Haute-Savoie........	723	—
21 Ain..............	690	—
22 Seine.............	659	—
23 Manche..	602	—
24 Vienne............	516	—
25 Ille-et-Vilaine........	480	—

26 Dordogne...	459	—
27 Isère..............	405	—
28 Loire..............	385	—
29 Maine-et-Loire.......	351	—
30 Basses-Pyrennées.....	230	—
31 Haute-Vienne........	200	—
32 Haute-Garonne.......	177	—
33 Vendée.............	168	—
34 Drôme.............	165	—
35 Basses-Alpes........	107	—
36 Morbihan..........	102	—
37 Lot...............	83	—
38 Mayenne...........	74	—
39 Tarn.............	52	—
40 Finistère...........	38	—
41 Haute-Loire.........	30	—
42 Aveyron...........	20	—
43 Alpes-Maritimes......	18	—
44 Tarn-et-Garonne.....	12	—
45 Sarthe.............	7	—
46 Hautes-Alpes........	0	—
47 Ardèche...........	0	—
48 Ariège............	0	—
49 Cantal............	0	—
50 Corrèze...........	0	—
51 Corse.............	0	—
52 Côtes-du-Nord.......	0	—
53 Creuse............	0	—
54 Loire-Inférieure......	0	—
55 Lozère............	0	—
56 Hautes-Pyrennées....	0	—

A l'inspection du tableau on remarque, tout dabord, qu'il n'est pas plus de *dix-huit départements* qui aient des intérêts *réellement majeurs* à faire valoir, et encore de ce nombre faudrait-il retrancher trois ou quatre d'entre eux, tels que : Charente-Inférieure, Charente, Gers, Gironde, qui fabriquent des eaux-de-vie tellement supérieures, qu'elles ne peuvent entrer dans la consommation habituelle des cabarets ; leur valeur élevée les réserve à la classe riche, et ce n'est pas une légère augmentation des droits d'octroi qui pourrait en amoindrir la vente ou les débouchés. Si donc, l'on excepte ces quatre départements, c'est *l'Hérault* qui occupe le premier rang ; il distille 225,467 hectolitres, qui au prix moyen de 60 francs, représentent une valeur de 13,528,020 francs. Le quatorzième et dernier serait les *Deux-Sèvres* qui distille 13,206 hectolitres ; soit, une valeur de 792,360 francs. L'importance des produits est, on le voit, déjà beaucoup moindre.

On peut considérer comme *minimes* l'intérêt des départements de la deuxième classe qui, au nombre de *quinze*, fabriquent en moyenne, 6,752 hectolitres, valeur de 405,120 francs. Ces départements auraient-ils un peu moins de débouchés pour leurs produits alcooliques, que leur prospérité n'en serait pas compromise le moins du monde.

Quant aux départements de la troisième classe, il en est *quarante-cinq* (le Finistère compris), qui sont, à mon avis, à peu près désintéressés dans la question de l'élévation des tarifs au point de vue de la production. Il en est *onze* pour lesquels cet intérêt est tout-à-fait nul.

Ainsi voilà à quoi se réduit cette fantasmagorie des nombreux intérêts généraux de la production agricole et industrielle toujours mis en avant : *quatorze*, ou si l'on veut, *dix-huit* départements, au plus, en ont de très-sérieux, et cette richesse matérielle, je l'ai déjà dit, ne serait aucunement atteinte par une élévation des droits d'octroi. C'est là un fait acquis par l'expérience du passé : les statistiques officielles le prouvent d'une manière irréfutable.

L'on présente une objection fort spécieuse aux partisans d'une élévation dans les droits d'octroi : « Pourquoi demandez-vous cette élévation, pourquoi voulez-vous que les surtaxes « soient rendues plus faciles et affranchies d'une partie des formalités dont la loi actuelle « les entoure, si vous convenez que ces mesures doivent être de nul effet sur la consomma- « tion, si vous pensez qu'elles ne diminueront pas le nombre des individus adonnés à « l'ivrognerie, but que vous voulez atteindre ? »

L'élévation de l'octroi ne saurait en effet, attaquer, si ce n'est dans un avenir éloigné, le vice qu'il est urgent, indispensable, de commencer dès à présent à combattre ; mais en donnant aux communes des ressources dont elles sont privées, l'élévation du droit leur permettra de créer une foule d'institutions charitables et moralisantes qui manquent complétement dans nos campagnes, ainsi que l'enquête agricole ne l'a que trop constaté. C'est alors que ce que l'on a appelé *l'octroi de bienfaisance*, justifierait réellement ce nom. En l'état actuel, les crèches, les ouvroirs, les salles d'asile, les secours médicaux gratuits font défaut partout, les écoles même n'existent pas dans tous nos villages, et sans l'instruction élémentaire la moralisation des masses est très-difficile. Prenez le travailleur lorsqu'il a accompli son labeur du jour, et qu'après une journée de fatigues, il recherche un peu de repos et de distractions, recherche qui est dans la nature humaine, que trouve-t-il au village ? le *cabaret et rien que le cabaret !* Là, non-seulement, il boit une liqueur qui lui donne l'oubli passager de ses préoccupations, de ses chagrins, de ses fatigues, mais il trouve encore des voisins, des amis, avec lesquels il peut deviser des choses et des intérêts qui le touchent le plus. Comment résisterait-il à cet attrait ?

Il faut, de toute nécessité, que des institutions moralisantes et distrayantes luttent contre l'influence du cabaret. *Les cours d'adultes*, doivent, à mon avis, remplir le premier rôle dans ce but à atteindre. S'efforçant de mêler une saine morale à des enseignements utiles et attrayants, il faut que l'instituteur sache attirer et séduire ses auditeurs, qu'il leur démontre que le vice dégrade l'homme et le ravale au niveau de la brute. Ce sera, on n'en saurait douter, un utile auxiliaire aux saints enseignements de la chaire.

Je voudrais que partout, dans les moindres villages, il y eût chaque soir et aussi les jours de fête, après les offices, moment où les cabarets se remplissent, je voudrais qu'il y eût, soit des cours gratuits, soit des lectures publiques instructives et amusantes à la fois ; à cette tâche, tous les hommes de bien et de dévouement peuvent se consacrer, mais il leur faut une bibliothèque populaire, un choix de bons livres à la portée de leur auditoire (1). Tout se résout donc, comme on le voit, *en question d'argent.*

Donnez des recettes plus considérables aux communes en les affectant à cette destination et vous leur donnerez, au moins en partie, les institutions que je viens d'énumérer. *C'est ainsi que par les surtaxes, on puisera dans les sources même du vice, les moyens de le combattre avec le plus d'efficacité* (2) A cette seule condition, on luttera contre ce redoutable ennemi, et on arrivera, fort lentement sans doute, mais indubitablement à l'atténuation graduelle de l'ivrognerie : c'est alors que l'on pourra espérer voir un jour le peuple Breton passer sans s'arrêter *devant ces tavernes maudites.*

Ce serait donc, objectera-t-on peut-être, porter atteinte, dans un avenir plus ou moins éloigné et par une voie détournée, à la fortune publique, altérer une branche importante des ressources de l'État ?

Je le reconnais ; c'est là le but que je serais heureux de voir atteindre ne fut-ce qu'en partie, car je pense qu'une transformation graduelle, qu'une réforme lente sont sans danger, et que ce revenu, fut-il amoindri, il en résulterait nécessairement de larges compensations pour le trésor public et la richesse générale de la France.

Je crois qu'il y a autre chose à faire que de demander au sol et à l'industrie un funeste breuvage destructeur de l'humanité ; que mieux est d'en obtenir des productions qui puissent la nourrir, la vêtir et contribuer à son bien-être. La culture de la betterave a favorisé celle du blé dans les départements du nord et, y a été, dit-on, la source d'une grande prospérité agricole : cela a pu être vrai dans le principe, mais l'appât du gain n'a-t-il pas fait exagérer ce genre de culture et n'est-il pas à craindre qu'en demandant constamment au sol les mêmes produits, on n'arrive à son épuisement ? Voici comment s'exprime à ce sujet un éminent économiste, M. L. de Lavergne : « La consommation du sucre et de l'alcool, ne « peut pas s'étendre autant que celle de la viande et du pain, et ces deux produits de la bette- « rave rencontrent des concurrences redoutables dans le sucre des colonies et l'alcool de vin. « *La grande masse des agriculteurs français doit chercher ailleurs ses profits et ses engrais.* » Après la production de la viande et du pain assez d'autres ressources s'offrent encore à l'agri- culture. Les produits recherchés par l'industrie linière, tinctoriale, la fabrication des huiles, des vins, des fécules etc..., et enfin la culture maraîchère qui, grâces à notre magnifique ré- seau de chemins de fer, peuvent disséminer partout leurs produits, offrent un vaste champ aux efforts des exploitants du sol. C'est d'ailleurs à mon avis, une richesse de mauvais aloi, que celle qui repose sur la ruine et la démoralisation des masses ; c'est cette richesse factice et gangrénée qui tarit réellement la fortune publique. Dans ses flancs est un germe de des- truction ; germe qui s'étend, sans qu'on y prenne garde, à toutes les branches de l'industrie, à tout ce qui fait la prospérité du pays. *Ces dix millions absorbés dans un seul département,* par l'usage d'un breuvage délétère, d'un poison qui rend infirme, qui démoralise, qui tue,

---

(1) L'attraction pourrait être augmentée par divers moyens ; un cours de musique, ou même le tirage de petites loteries dont les lots gagnants seraient distribués aux assistants, excellente idée déjà mise en pratique par MM. les administrateurs de la Société de Secours mutuels de Quimper.

(2) Les ressources qu'offrent les réunions publiques, les distractions intellectuelles, les charmes de la société, ne manquent pas aux classes élevées ; aussi, le vice de l'ivrognerie y est-il excessivement rare et beaucoup moins répandu que dans le siècle passé ; il reste à peu près exclusivement la passion de quelques oisifs qui fréquentent habituellement les cafés. C'est là une indication palpable à l'appui de ce que j'avance.

ces dix millions eussent évidemment pu être dépensés d'une manière autrement féconde et productive ; ils eussent pu servir à procurer à la famille du travailleur une nourriture plus saine, plus copieuse, à l'achat de meilleurs vêtements, à la construction d'habitations plus commodes, à l'amélioration de la culture du sol, etc... et sous ces mille formes diverses, augmentant la richesse générale de la France, ils eussent certainement fait rentrer dans les caisses de l'État, plus que l'équivalent de l'impôt sur l'alcool.

Cette étude devait se borner au département du Finistère. A quels effrayants résultats n'arriverait-on pas, si les calculs s'étendaient à tous les départements de la France ?

Je me résume et conclus en peu de mots : Il est des mesures administratives dont la réalisation dépend de l'autorité préfectorale, je les ai indiquées précédemment. *La réduction graduelle du nombre des cabarets* me paraît la plus essentielle de toutes. Si le Conseil est de cet avis, son opinion sera sans doute prise en sérieuse considération ; je suis certain qu'un accord parfait, que l'unité de vues la plus complète, s'établiront entre le Conseil général et l'administrateur expérimenté et dévoué qui vient d'être placé à la tête de notre département.

D'autres mesures qui touchent à la législation et à l'impôt, peuvent être provoquées par les les vœux que le Conseil adresse au gouvernement lui-même.

J'aurai l'honneur de proposer au conseil, dans sa session prochaine, de vouloir bien formuler un vœu identique sinon dans la forme, au moins quant au fond, aux propositions suivantes :

Le Conseil, considérant que l'usage immodéré de l'alcool tend à se propager de plus en plus et est une cause effrayante de ruine et de démoralisation pour la population ;

Considérant, qu'une élévation modérée, dans les droits d'octroi, ne saurait avoir pour effet d'amoindrir la consommation, tout en donnant aux communes de précieuses ressources pour propager l'instruction et moraliser les populations, seuls moyens vraiment efficaces de combattre le mal : Considérant que les Conseils électifs et l'Autorité départementale sont les meilleurs juges des intérêts des populations qu'ils représentent et administrent; que seuls, ils peuvent les apprécier sainement, émet le vœu :

1° Que les droits d'octroi en ce qui concerne les alcools soient portés à 10 fr. l'hectolitre pour les communes dont la population n'excède pas 15,000 âmes, à 12 fr. pour celles de 15 à 20,000, et à 20 fr. pour les villes qui comptent 30,000 habitants au moins ; (1)

2° Que les surtaxes sur l'alcool puissent être appliquées aux besoins ordinaires des communes obérées, en vue, spécialement, de la propagation de l'instruction par l'établissement de cours gratuits pour les adultes, la création d'institutions de bienfaisance et de moralisation ;

3° Que les demandes des communes en ce qui concerne les surtaxes ne soient plus assujetties aux lentes et difficiles formalités du vote d'une loi spéciale ;

4° Qu'après examen fait et avis donné par les Conseils d'arrondissement et le Préfet ou les Sous-Préfets du département ces demandes soient soumises au Conseil général qui aura le droit de les admettre ou de les rejeter, comme d'en déterminer le taux, dans les limites fixées par la loi.

---

(1) Ces chiffres sont ceux déjà adoptés dans la session de 1867, à l'occasion du projet de tarif général soumis au Conseil, il me semble désirable que le Conseil persévère dans ses vœux à cet égard.

Je ne crois pas avoir assombri les couleurs du tableau des tristes effets que produit l'usage immodéré de l'alcool dans notre département : les chiffres et les faits que j'ai cités, ayant un caractère officiel, ne sauraient être réfutés.

Le temps est venu d'opposer une digue salutaire, à un mal qui n'est que trop réel et trop profond.

Il y a lieu d'espérer qu'en présence de l'évidente réalité de ces désastreux résultats, le gouvernement de l'Empereur, qui s'est toujours montré si soucieux de réaliser le bien et d'améliorer le sort des populations ouvrières, fera droit à des demandes justes et raisonnables, alors surtout qu'il pourra sonder lui-même la profondeur de la plaie. Continuons donc à reproduire, avec une respectueuse persistance nos justes réclamations, ayons confiance dans les généreuses intentions de l'Empereur et soyons assurés que si notre voix peut arriver jusqu'au trône du Souverain, il sera accordé à nos vœux si légitimes, une complète satisfaction.

Pour ma part, je n'ai pas la prétention d'avoir indiqué dans cette étude les seules voies conduisant à la solution d'un problème qui touche à des intérêts si multiples et si élevés. Mon but a été d'appeler sur la question l'attention très-sérieuse de mes concitoyens. Plus que jamais il est à désirer que du haut de la chaire, que du sein de tous nos conseils électifs, des voix respectées et autorisées s'élèvent constamment, soit pour donner d'utiles enseignements, soit pour ouvrir la discussion sur ce sujet d'une importance vitale. On serait, je le pense, en droit d'attendre les meilleurs résultats de cette agitation pacifique et morale.

Qu'il me soit donc permis de faire un pressant appel à tous les hommes de cœur et d'intelligence, de solliciter de leur patriotisme des efforts simultanés, une *collaboration commune* pour atteindre *un but commun, le bien du pays.*

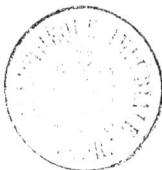

V. ROUSSIN.

Membre du Conseil Général.

Quimper, le 1ᵉʳ août 1868.

3

T259